健康長寿は「気力」がつくる

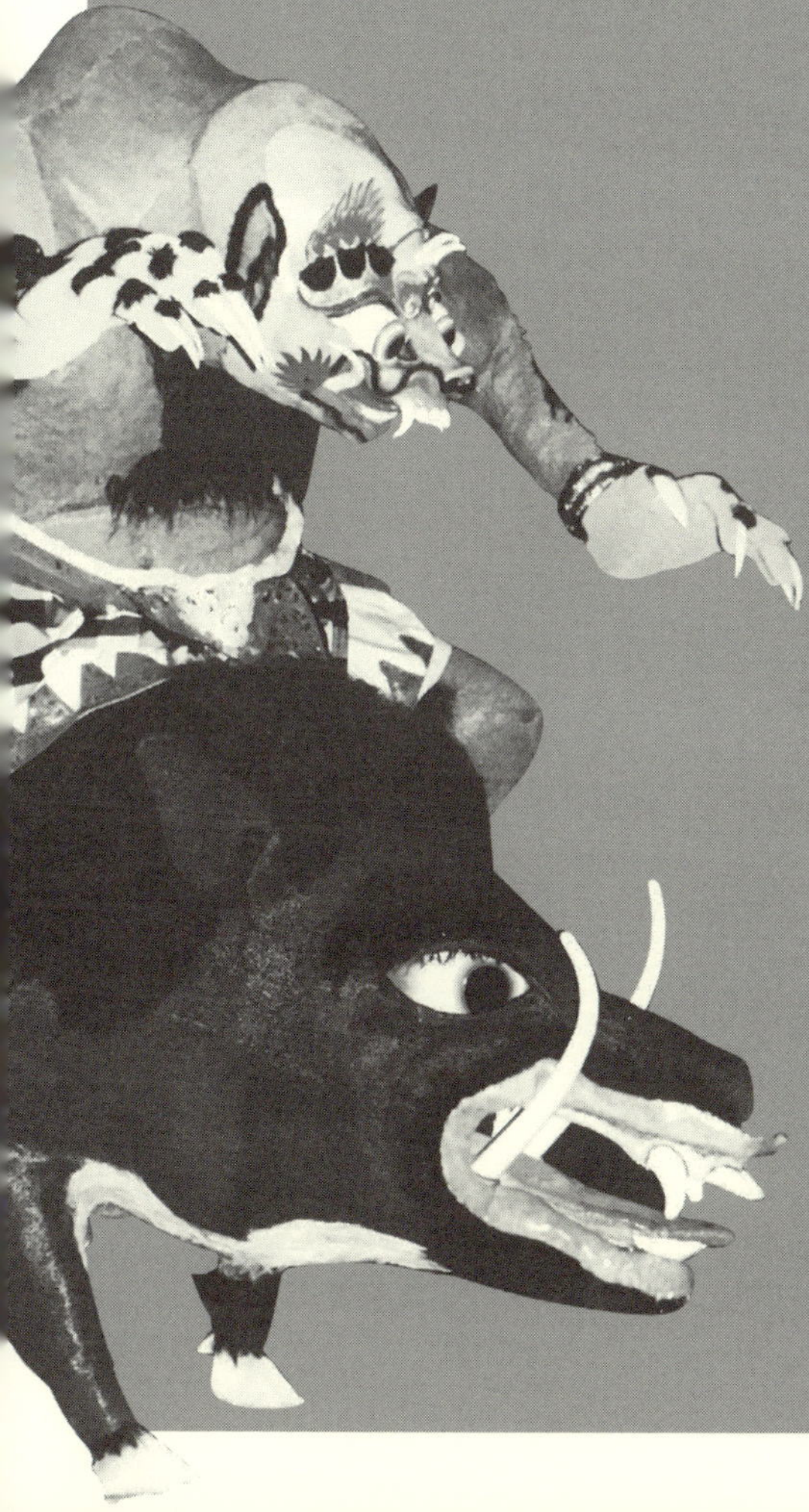

目　次

一二五才以上生きるために

九〇歳、元気です

この本の効果は病気を治すことではありません。
不老長寿を目的としています。
体質や肉体の根本的な改善を目的としています。
この本の内容を実行する結果として、老化から起こる症状は全て消えます。
不老長寿は永遠に生きるということを意味するものではありません。
不良長寿とは気力のことを意味します。
気力がある限り人間は生存します。
故に長寿であると言うことです。
その人物がやるべき仕事を持っている限り気力で生きることが出来ます。

小生の病気歴

小生の病気歴は、子供のときは肺炎五回・中耳炎五回、長じては十二指腸潰瘍一回。
徳島大学の鍼灸科で灸点を教えてもらって治療し完全に治る。
胃潰瘍三回、脱肛、胃潰瘍の手術で入院手術。
そのときに治っている十二指腸潰瘍まで再発の恐れがあると手術で取られてしまった。
その後胃液が逆流を起こすようになった。
胃液が食道に入ると死ぬ苦しみを味わうことになった。
彼ら、医者が十二指腸を手術で取ったのは、治療より金儲けのためである。
その後、医者は一切信用できなくなった。
自分で研究し、亀仙流医術を創始した。
各所で講演したが、皆小生の講演の中身に納得していただいた。
感謝もされることが度々ある。

この本では講演の内容をまとめてみる。
いま苦しんでいる方の一助となれば幸甚である。
一部重複している部分もあるが、大事なことなので二度も三度も書いている。

適量の食事

人間の病気の原因は、腹が減っていないのに食べるということだ。

朝と昼の二食にする。

二食の食事で適量を取ることが出来ると胃が小さくなるのだ。

一日二食の適量の食事が健康の元。

病気にならないコツ

小生が健康を得た一番の理由は、真の病気の原因を知ったことである。
手がかりは野生動物がなぜ健康に生きているのか。
動物の生活の状態を詳しく調べた。
そして、その上に真の病気の原因を知った。
動物は完全食だ。
完全食とは鯨がオキアミだけで生きているということだ。
あの大きなクジラがオキアミだけでどうして生きられるのか。
それは動物一匹が完全な栄養だから、栄養が充分であるからだ。

完全食こそが気、つまり健康の元だ。

完全食

完全食と不完全食

不完全食とは、白米・刺身・肉等である。
部分を取り出したもののこと。
完全食とは、そのままの姿で食すこと。
玄米や魚ならば丸ごと食べること。

チーターやライオンは骨を残す。
肉だけを食べる。
すると風土病にかかる。
しかし、ハイエナは骨まで食す。
それで一切の病に、かかることはない。

それほど完全食は優れている。

完全食を食べれば健康になる。

人間と野生動物

人間

比較にならないほど、動物は生活力が強い。
現代の間違った教育を受けた人間は、左脳だけを使う。
『読み書きそろばんと保身』で生きている。
本能と右脳の働きがないのだ。

人間は腹が減って食べるのではない。
時間が来たら食べる。
そのために過食になり、尻を紙で拭き、万病にかかる。

動物

野生の動物は、本能（正しい道）と右脳（正しい道をする行為）で生きている。
正しい道を選択できない人間は生活状態が間違っている。
動物は老化することはないのだ。

農薬の害

この問題は、誠に、重大である。
大半の人が気がついていない。
農薬は多量に飲むと、死に至る。
少量なら大丈夫だと思っている。
鳥や虫は、本能的にこの事実を知っている。
だから農薬に汚染されたものは食しない。
人間よりも賢明だ。

体が欲しているのは有機栽培されたもの。

動物の本能

野生動物は本能があるから、体に悪いものは食べない。
人間は、農薬と栄養価ゼロの白米を食し、栄養補填のために副食を多食する。
結果胃が大きくなり、病気にかかり、短命になる。
農家の人で、農薬のかかった米を食している人はいないと思う。

人間は本能を失った。
農薬がかかった野菜を食し、栄養価はゼロの白米を食す。
人間が本能を失ったのは間違った知識と、間違った教育のためである。
医学知識の不備と間違った知識が教育されてきた。
子供のときから真の知識を得るべきである。
現代の教育は不備である。

少量なら食していても害はないと思われている。
しかし農薬は体に蓄積する。
白米も同じ害を及ぼす。
毎日食すれば毎日農薬が微量ずつ蓄積する。
微量でも蓄積すれば、いつか体に影響がでる。

農薬は体を冷やし、筋肉が弛緩し、太るのだ。
長期に続けると、腎臓や肝臓を痛め、天命を全うすることは出来ない。
如何なる健康法を行っても健康になることはないのだ。

白米同様ほとんどの茶にも農薬がかかっている。

農薬から体を守るために、防衛反応が働き、気が上半身に移動する。
そして免疫力が弱くなり、足が弱くなる。
散歩しても、強化されることはない。
夏も靴下を履くことになると、体がかなり農薬に汚染されている。

最近は戦前にはなく、アトピー・アレルギー・花粉症・アルツハイマー・脳軟化症等、戦後に出てきた病気がある。

農薬の害である。

その他体力の低下すべてが農薬の害である。


如何なる健康法も、農薬の前には、役に立たない。

農薬のさらに怖いところは、母親の胎内で胎児に移行する。

二代、三代と移行するのである。


この問題は有機栽培のものを食することで解決できる。

有機栽培、無農薬のものを買うこと。健康食品店で売っている。

百貨店でも売っている。


有機栽培、無農薬の玄米・七分搗は少々高いが、大変に美味しい。

おかず代が減るのでかえって経済的である。

有機栽培、無農薬のものには気が入っている。

タイのココナッツ坊やと弟子は椰子の水だけで生きている。ココナッツの中に気が含まれているからである。

気（エネルギー）について

人間は食べ物だけで生きているのではない。
太陽から送られてくる気で生きている。
大半の人が、食べ物で生きていると信じている。
食事を時間通りにとることで、健康になると錯覚している。
動物のように、腹が減って食べるのではない。

気が入っているものを食べれば、人間の体に気が入る。

大気

太陽からの気は大気の中を通り、左手より、心臓を通り丹田に至り、丹田に蓄積される。

東洋人の生命体は丹田にあり、気が蓄積される。

西洋人は生命体が心臓にあるから、気が蓄積されることはない。


気は丹田に蓄積される。

インドの格言

人間が一生に食べる量は決まっている。
早食いは早く死ぬ。

気

人間は食事をしなくても、生きていける。
しかし、首を絞められ気を止められると、直ぐに死ぬ。
即ち、気が生命を維持しているという証拠。
背骨が砕かれると、もっと、早く死ぬ。
背骨に気がとおっている証拠でもある。

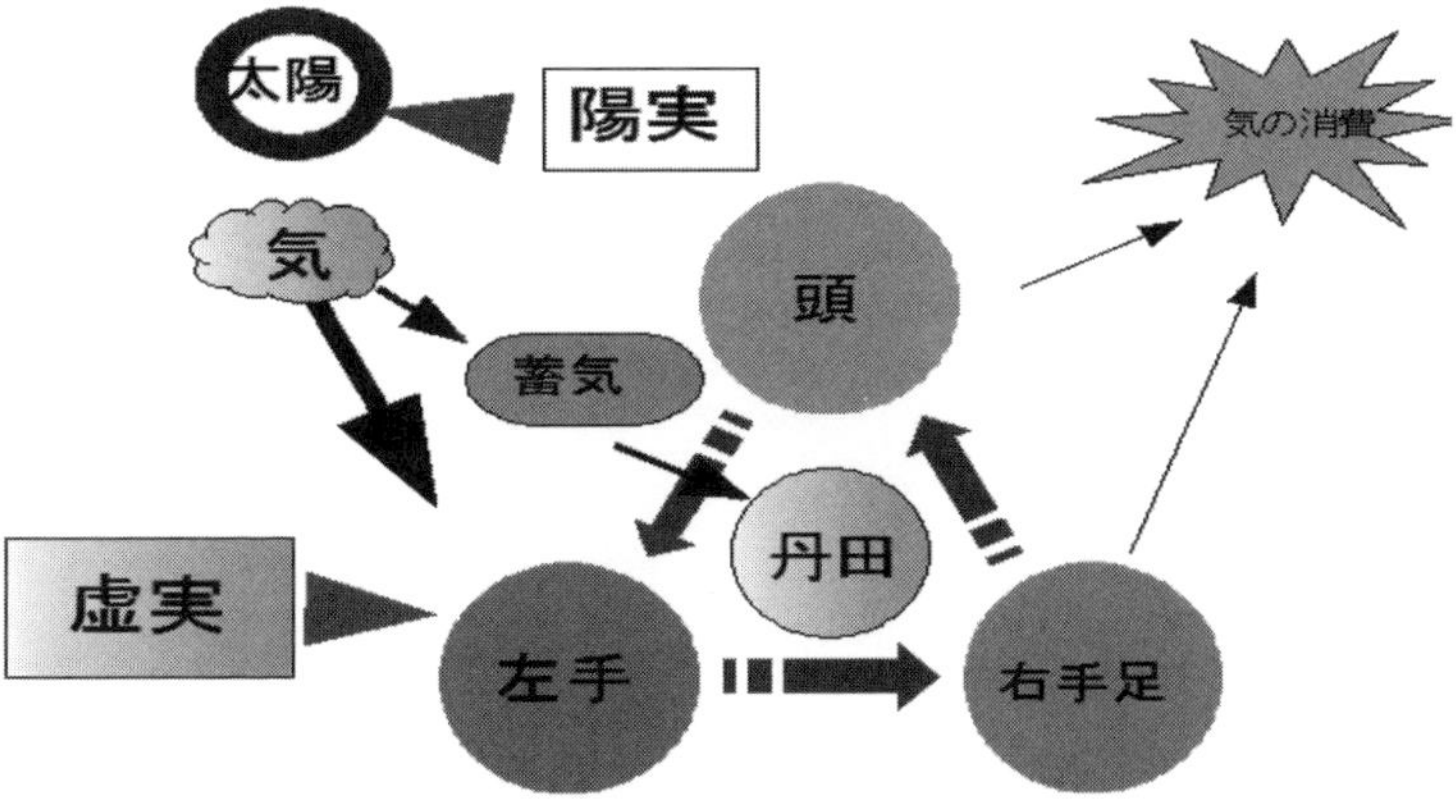

太陽
陽実
気の消費
気
頭
蓄気
丹田
虚実
左手
右手足

現代医学は原因不明

西洋医学も誠に不思議なことに、原因が分からないで、治療する。
治らないのは当然である。
時計でも原因が分からないと、修理が出来ない。
医者は病気の原因を知らないから、自分の病気も治すことは出来ないのだ。
西洋医学は目に見えていることを、対象としている。
その為に対症療法になる。

西洋医学は対症療法。

対症療法

対症療法は症状を抑える。
症状自体が病気の信号。
それを消すと、原因が不明となって、真の原因が分からなくなる。
今のノーベル賞が医学に役だっていることは、ほんの一部だけである。
真の医学とは真の原因を知って、治療することである。

病気の真の原因を知れば病気は治る。

気力の調整

気の調整こそ真の医学である。

現代医学は、気というものを知らない。

単に目に見えるものだけを探求している。

かつて日本人は気の重要性を知っていた。

病気・活気・精気・気遣い・気力等で、全てのことが気で成り立っていた事を知っていた。

日本人は叡知があった。

西洋医学は目に見えるものだけを追求した。

その為に栄養学のみ進歩し、他の事は研究されないのだ。


気の調整こそ健康の鍵。

気力の充実

気で病を治すためには自己治療以外ない。
医者は病気の原因を知らないから、自分の病気でさえ治すことが出来ない。

気が病を治す。健康に導く。

気力の不足

気の不足で病人が多数死んでいる。

気の不足は、栄養を与える気を補充する事ができなくなる。

その例は、肺炎である。

肺炎の患者に栄養分の点滴を与えると、呼吸から気が補充できなくなり死期を早めるだけである。


肺炎が死亡率の三位である。

小生は痩せていたので五回も肺炎にかかっている。

断食をして医者の指示で芥子のシップを貼って治している。

肺炎は過剰な栄養で体内に細菌が発生し、発熱して細菌を殺そうとしているのである。

気がなくなっているので細菌を殺すことが出来ない。

点滴は細菌の手助けをしているようなものである。

気が不足することで発症する。

食べ物と気（エネルギー）

瞬時の死亡

動物は首をしめられると、寸時に死亡する。
水は七日、食べ物は断食でも一か月以上生きることが出来る。

気の流れ

如何なるメカニズムによって、気は発生するか。
太陽から受けた気は左手から入り、心臓に至り、西洋人はここで止まる。
東洋人は気は丹田までいく。
西洋人と東洋人は別種の種族で、根本の理由は、農耕民族と狩猟民族の差である。

呼吸の効果

肉体面

気は呼吸の作用、つまり吸うこと、吐くことで体と心を守っている。
人間は両方の鼻から同時に呼吸しているのではない。
普通は左右の鼻から交互に呼吸している。
肉体面の病気で代表的なのは風邪。
風邪の原因は、過剰な栄養。
体内の血液が濃くなり、ゴミがたまり、汚れて細菌が発生する。
そして左鼻が詰まり、陽の右鼻から呼吸して体温を上げる。
細菌は三十六度の体温で生活している。
それ以上に体温が上がると死滅する。

今度は右の鼻が詰まり、陰の左の鼻から呼吸して、体温を下げ平熱にする。
食欲が無くなるから食事を止める事である。
自然に従うと必ず、病気は治る。

精神面

肉体面は先記の方法で病気を治療するが、精神面の病気は、吐く息と吸う息で治す。
長い吐く息をすると、精神が安定する。
吐く息が長くないと、精神的に衰弱する。
吸う息が多いと欲望が高まり、餓鬼と修羅の世界（地獄）になる。
欲が深まり欲から苦しみが起こるのだ。
また、食事のことのみを思考している状態となるといけない。
過食はあらゆる病気の原因である。
座禅やチベット・ヨーガで治る。

気は下部に

全ての気は下に流れている状態が正常である。
気の観察を漢法の陰陽虚実の気から観察すると、下半身が実で上半身は虚である。
全ての病気の根源は上半身の異常なバランス。
足を痛める原因でもある。
足の故障を治すと間違いなく、上部も正常になる。

気は下に流れている。

足の故障

簡単に言うと、過食である。
その原因は無意識な食事、腹が減って食べるのではない。
時間が来たので食べるという、悪習慣は餓鬼の世界となる。
胃は拡大し、胃の重みが腰骨を痛め、続いて足を痛めて、老化につながる。

過食が万病のもと。

無意識の食事

人間の食生活は異常である。
腹が減って食べるのではなく、時間がきたので食べる。
常に無意識で食するので、テレビを見たり、話をして、腹脳が量を感知出来ない。
食べたものが、全て排泄されない。
余分なものを出すために、排便後紙で拭く事になる。
排便後紙に便が付かないのは、適切な量を食べたときである。

鳥は、腸に溜めると過量になる。
飛べなくなる。
適量を食べ、直ぐに排泄されるので、雀でも十年。
鸚鵡にいたっては約百年以上も生きる。

感謝念

感謝念は免疫を強化する。

戦前の事であるが、ある医者が、白米と脚気の原因を調査するために、十名の囚人に白米を食べさせ続けた。

九名は脚気になった。

一人だけ脚気にならなかった人がいた。

一灯園の創始者の西田天功師であった。

その理由を聞くと、『彼は一粒一粒を感謝の念で食べた』と答えた。


今は人間は感謝の念を軽んじるため病気が続出する。

胃の拡大

胃の拡大と気の喪失。
人間は時間で食し、無意識で食している。
間違った食欲は、胃を拡大する。
拡大した胃は四キロ以上に大きさになる。
胃の重さで左の腰が下がり、背骨をゆがめ、気の流を阻害して、病気を発症する。

間違った食欲は病気を招く。

胃の拡大の原因

部分食

食べ物の一部を食し、全体を食べない。
これが部分食である。
全ての食べ物は、全体を食して、必要を満たすことが出来る。
人間だけは白米を食べ、胚芽を食していない。
胚芽をとった白米は不完全食。
その結果、栄養失調になり、腹脳は完全食を求めて、多食する。
副食は刺身等を食し、内臓は食さない。
全体食は栄養のバランスが取れる。

全体食

全体食とは、食べ物の全てを食すこと。

鯨はオキアミだけで生きているので、栄養が十分に行き渡る。

玄米、または七分搗きは全体食である。

鰯・海老・貝類・野菜・果物等全体を食し、満足すると、栄養失調から脱して、満足感を得て過食を防ぐことになる。

全体食は気の宝庫である。

玄米・七分搗きを食し、副食も全体食にすると病気にはならない。

先記を食していると、鯨の食事と同じく野菜を食する必要はないのだ。


全体食をしていると、野菜や果物をとる必要はない。

鯨の食事を見ると、理解できる。

全体食は最も気の多い食べ物である。

胃と食べ物

胃を小さくする

早く胃を小さくするためには、朝食と昼食だけにして、夕食は食べない。昼食から翌朝の食事の間が二十時間あくと、寝ている間に胃は縮小する。するとと胃の近辺に気が入る。

一日二食で胃を小さくして気を入れる。

食べたい気持ちが抑えられない人に

胃の拡大と腰痛コルセット

締めると効果が高い。
胃が閉まって小さくなるので、思い切り締める。
慣れない時は痛みや痒みを感じるが、常時していると慣れる。
夜と食後は取る。
食後は苦しくなかったら、取らなくても良い。

すぐに胃を小さくするには腰痛コルセットを使用する。

骨盤の影響

胃が大きくなり、宿便と合体して、約四キロ以上になると、骨盤を下に引き下げる。
重みで、背骨がゆがみ、気が流れが乱れる。
老齢になるに従って、胃の重量で左足を痛める。
これらの症状が起こるのは五十才から六十才以上である。
この症状がでると、以降は不便な生活を強いられる。

骨盤が変形すると気が乱れる。

背骨の変形と気（エネルギー）

腰が下がると、それに準じて、背骨が歪み背骨の中を通っている気の流れが歪む。

背骨の変形は内臓を圧迫して、万病が発症する。

例えば、腎臓・肝臓・高血圧・ガンで、背骨が歪むと気の流れが歪み、歪んだ部位で病気は、違ってくる。

背骨の変形は気の流れを変え病気が発症する。


背骨の変形は万病のもと。

首の骨の異常と気（エネルギー）

背骨がゆがんだ反作用で、首の骨もゆがみ、気が行かなくなる。
すると老眼・禿頭・白髪等の老化が進行する。
又、病気としては蓄膿・中耳炎等になる。
頭から足先まで、気が通らないので、老化する。

背筋が伸びていることを常に意識する。

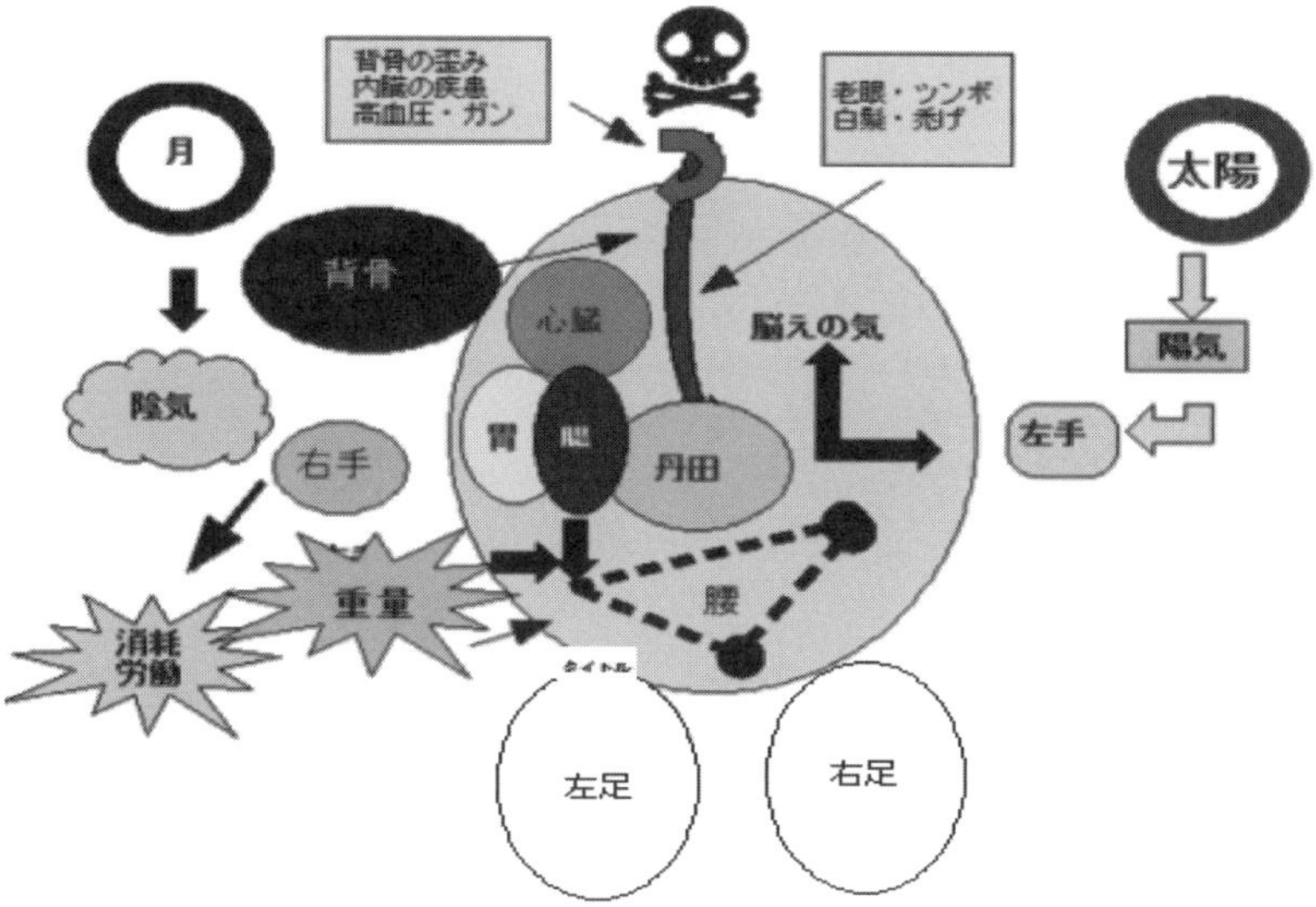
背骨の歪み
内臓の疾患
高血圧・ガン
老眼・ツンボ
白髪・禿げ
月
太陽
背骨
陽気
陰気
心臓
脳えの気
胃
丹田
右手
左手
重量
腰
消耗
労働
左足
右足

体のゆがみの影響

病は気から

胃潰瘍と気

攻撃的な性格は気が満ち、右手を握りしめて、右上半身を左に捻り、攻撃態勢になる。
しかし現代社会では発散することが出来ない。
捻ったままの状態になる。
胸椎の二番が捻れる。
二番は歯と関連しているので、噛みしめて胃液をだす。
その結果、胃に潰瘍が出来る。

喘息と気

喘息は競争と虚栄心である。
その結果エリマキトカゲやニワトリのように、羽やその他を大きく見せようとする。
人間も同じである。
肩を上げて大きく見せようとする。
人間の場合は、教育で本能と右脳が破壊されている。
知識だけでは肩を下げる方法が分からない。
咳で代行するのだ。
これが喘息だ。

ガンとストレス

ガンはストレスの病気である。
治る見込みのない患者に「治った」と言って、自宅に帰らすと、大抵が元気になる。
小生の友人のN医師の話だ。
ガンは死病であると思い込み、恐怖によって気力が喪失する。
それが「治った」と思い込むと本当に治る。
他の医者も同じ経験をしている。
西洋医学がガンという病気を発見するまでは、ガンという病気はなかった。
早期診断こそガンの原因である。

肺炎と栄養過多と気の喪失

肺炎は完全に栄養過多の病気である。

小生が子供のときに、小生が余りに痩せているので、親が沢山の栄養物を食べさせた。
結果五度も肺炎になった。
栄養過多で起こる病気にもかかわらず、点滴をし、栄養物を食べさせる。
結果、肺炎の患者を殺してしまう。
今では肺炎は死亡率の三位である。
治療法が間違っていると、恐ろしい結果が出る。

熱中症と栄養過多と気の喪失

熱中症は塩分と水分の不足である。
最も大きい間違いは、夏に栄養分の高い食べ物を摂ることにある。
夏に陽の食べ物、肉類や鰻をとると、体温が上がって熱中症になる。
夏は気が充実しているから、気の多いものを食するのは、熱中症の原因である。
陰陽虚実の理論も知らない医者は、栄養分の高いものが熱中症を防ぐと思っている。

こんな医者にかからないことが熱中症にならないコツである。

脳軟化症

足の硬化が原因で体の血流が悪くなり、気（エネルギー）が流れなくなる。

体の血流が悪くなると頭に気が流れなくなる。

足の硬化が、頭の硬化に関連して、頭の気がなくなり、脳軟化症、又は、アルツハイマーになる。

心臓・肝臓病

足の硬化萎縮は足の故障である。

足の故障で肝臓と腎臓を痛める。

ウイルス肝炎で肝臓病になるのは、水が足りないために、浄化が出来ないからだ。

過食でかかとに重心がかかると、胃が拡張し、過食で心臓に脂肪が巻き、心臓病になる。

洗濯機に水を入れないで、洗濯するようなものである。

小便が透明になるまで水を飲むとこの病気は治る。

足と均衡

足の体操と気の充実

足は内臓の均衡をとるための重要な起点で、常に足で気のバランスを取っている。
足を痛めると万病が発症する。
足は気の集約点である。
年齢が高くなると、過食が原因で胃が重くなる。
その胃の重みで、左足に負担がかかり弱くなる。

左足を強化すると、右足の強さとの均衡が取れ、気が均等に流れる。
骨盤が正常になり、腰の病気を治すことが出来る。
一日一度この体操をすると、足が強くなり、強化される。

経絡を刺激するから、全身の健康に好影響がある。

腎臓と足の関係

左足のカカトを畳に付けて、爪先を上げる。

この足の体操は、アキレス腱を延ばすので、胃と関連があり、胃が縮小する。

食前にすると食欲が減退し、正常な食欲になる。

又、肝臓病も治すことが出来る。

胃はアキレス腱に関連があり、アキレス腱を延ばすと胃は縮小する。

胃が拡大している人は、かかとに重心がかかっている。

足から腎臓病を治す治療法は、足の外側を押しつけ、内側をあげると腎臓の経絡を刺激して腎臓病を治すことができる。

精力の強化

足の体操で、足の外側を立てる様にして、内側を畳に押しつける。
左・右と二回する。その後両方同時にする。内筋肉の強化である。
人間は一日一回一度力と気を入れると、筋肉は発達する。

バランス

人間は二足動物である。
過食でバランスを崩すと、間違った歩き方になる。
重心が偏り、背骨がゆがみ、気の通りが悪くなる。
内臓に気が行かなくなり、病気になる。

片足、左足のみで立つ。
特に目をつぶって、練習すると、ふらつかなくなる。
背骨が正常になる。
綱渡り、逆立ちも大変に効果のある方法である。
バランスが取れると気の流れがよくなる。

灸に因る治療法

左の足の土ふまずをきつく押すと、痛い所がある。
その痛点に灸をすえる。
漢方で言う腎経であるが、年寄りや体の悪い人は、灸をすえても熱くならない。
何度もすえる必要がある。
小生は、百度程すえた。
熱くなると、神経がここに集中するので、体全体がリラックスするのだ。
リラックスすると気の流れが正常になり、気が治り、若返る。

腎経は食べ物につながり、過食を調整する。
西洋医学とは違って、漢方は科学的である。

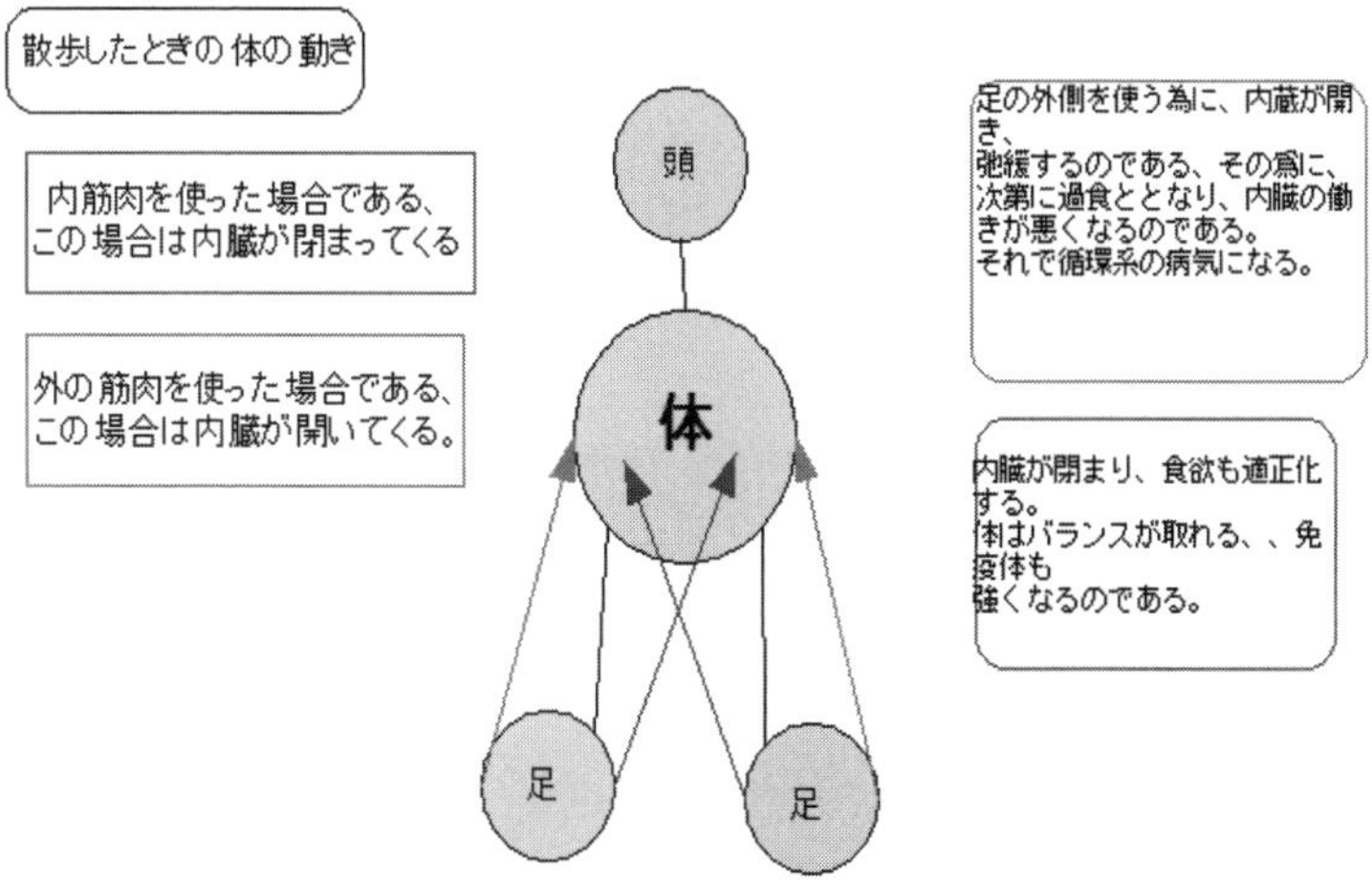

『企画とプレゼンテーションのための　描ける！ビジネス図解。』同文館出版株式会社

無意識と気力

気の喪失

無意識の行動をしていると、体に気が流れなくなる。
無意識の行動は気が喪失し、生命力を減退する。
アルツハイマーや記憶力の低下の原因である。

すべてのことに意識をおいて行う。

気力の充実

気の充実は如何にして行われるか?
左足を休めて、右足を使い、歩く(心を置き)。
左足は気が充実する。
歩くたび、気が充満する。

左足を中心に歩くと気が喪失し、怠惰になる。
気は左手から入り、心臓を通り丹田に至る。
コンクリートの道ではなく、土の道を歩く。
コンクリートの道は気がなく、長く、散歩していると気を喪失する。

歩くときは右足が中心で左足は支えである。

丹田と気（エネルギー）

丹田は生命の根源で気の蓄積の場所である。

丹田の気は上部に上がり、頭の中で思考に使われる。

下に下がった部分は歩くことに使われる。

垂直に下りたところでは、気（エネルギー）はセックスと排泄に使われ、右手は種々の行動に使われ、作業をして気を喪失する。

歩々これ道場

食後は寝る

食後の散歩は全く無意味だ。
食後は体温が上がり、気力がなくなり、眠くなる。
この状態が自然だ。
寝るのがベスト。
寝ると消化力もまし気が充実する。
食後に寝ると牛になるというのは、間違った格言である。

空腹の力

腹が減っては戦ができない。

西洋医学の思考だ。

腹をいっぱいにすると、腹がふくれる、眠くなる、闘争心が減退する。

ハングリーな状態、空腹の状態は獲物をとる状態にあるため、闘争心で気力がマンマンである。

空腹の時の散歩

空腹のときの散歩は適切だ。
腹が膨れていないので、胃も収縮しているので、左足に負担がかからないのだ。
チーターは、腹がへっている時に全力で獲物をとる。
腹がふくれると寝ている。

潜在意識と健康

人間は記憶したことが、悪業（悪い習慣）であるなら、悪業が輪廻（繰り返して）して、体を痛める。

その原因の大部分は、過食と部分食である。

本能と右脳

ガティガティ、パラソウガティ、パラソサムガティ、ボジソワカ、ハンニャシンギョウ

これを唱えていると、正しい道を選択できるようになる。
このお経を唱えると、気力が充実する。

今の般若心経はパラソサムガティが抜けているから注意。

お釈迦さまは般若心経の前文で、この経を唱えている。
三代にわたり幸福になるために、遺伝するのは細胞ではなく呼吸の数。
これは実体験である。

輪廻の作用

繰り返し経文を唱えると潜在意識に記憶され、本能の働きが復活する。
すると気が充実し、間違ったことを選択しなくなる。
健全な思想持ち、自然治癒力が活躍し、気力が充実し、健康になる。

陰陽虚実

陰陽虚実とは、例を挙げると東西南北と太陽。
陰は日陰で、陽は日向。
陰は冬で、陽は夏。中庸が春秋。
この五つによって、地球は成り立っている。

人間の体もこの五つから成り立ち、「陰と陽」「虚と実」どちらかに偏ると病になりやすく、
中庸が健康である状態。

食べ物の陰陽虚実

陰の虚

陰の食べ物は、そうめん、うどん、スイカ、なす、など。
体をひやす食べ物である。
夏に食べると良い。

陰の実

みかん、柿、そばなど冬に実るものである。
体を温める作用がある。

陽の実

魚、獣の肉の全てである。

気の充実、体を温める作用があり、冬に食べると良い。

陽の虚

蓮根、ゴボウ、自然薯、ニンジン等は体に良い食べ物。
夏以外は何時食べても良い。

中道

折々の季節の食べ物。
全体を食べるアミジャコ、干物、チリメンジャコ、小エビ、貝など。

気の満ちた食べ物

気の満ちた食べ物は、生命力の強いものである。
蛇・亀（スッポン）など、なかなか死なないもの。
鮎など簡単に死ぬものは気が少ない。

病気の陰陽虚実

陰の実

梅毒、ガン。

陰の虚

結核。

陽の虚

高血圧症、アルツハイマー、脳軟化症。

陽の実

風邪、アレルギー、下痢、肺炎、化膿など。

二つの病気

二つの病気が同時に生じることはない。

風邪を引くと、その人は同時にガンになることはない。

その他、陰の病気になる事はない。

気は常に対立している。

今後の医学は、風邪（ウイルス）に罹患させ、全ての病気を治す方向が最も効果的な方法である。

これこそ研究すべきである。

熱さましは最も危険な治療法である。

不立二元の原則

ガン（陰の実）と結核（陰の虚）やマラリヤ（陽の実）と梅毒（陽の虚）。

前者は丸山ワクチンがある。

適食

人間は過食

人間は食べ物だけで生きているのではない。
食べ物は、体温を上げ、眠りのためのもの。
行動は気で起こす。
西洋医学の治療法では気が喪失するだけだ。

野生動物は適食

野生動物を見ると彼らは食後は寝ているだけだ。
腹がふくれている時は、食べ物の重みで、バランスを崩し、足を痛める。

腹がへると気力マンマンで喜々として、狩りに出る。
気力が充実して、獲物を取る。
腹が減っているときは、気が充満している。
すべての病気の原因はバランスを崩すことから生じる。
野生動物は、適食であるから、バランスを崩すことはないのだ。
人間は、狩りとか釣りは娯楽である。
野生動物は生きていくために必要以上の狩りとか釣りはしない。

糞腹と気腹

動物や赤ちゃんや子どもは気腹だ。

腹がふくれている。真ん中に筋が入っていて、『ヒョウタン腹』と呼んでいる。

過食して年を取るとともに、腹の中は余分の食物が溜まり、宿便となって腹に溜まる。

左の脇腹が最も溜まりやすいところだ。

便の重みで次第に左に重心がかかる。

便が一杯になり、背骨を支える骨盤はバランスを失い、歪みが生じ、腰痛の原因となる。

これは老化を早め、万病の前兆である。

気腹

気腹は小食（適食）のために便が溜まらずに、そのままの状態では腹が凹むので、沢山の空気が溜まり、腹が膨れて、背骨を支える。

この腹の形は同じだが、根本的に違うのは、腹に気が溜まっているという事実だ。

気力がマンマンとなり、生きる気力がなくなるまで、生きることができる。

気腹になると、老廃物は出ないので、フケやアカはでない。

便をした後、紙で拭くこともないのだ。

最高の健康法

チベット・ヨーガ

チベット・ヨーガのやり方

正座する。
目をつぶり、合掌。
手を反転し、左の親指と右の親指をつける。
右の小指と左の小指を付けて、手のひらを空いた所を丹田を真ん中にして付ける。
親指が上に、小指が下になる。
手のひらの下部は下腹にいく。
手のひらを腹につけ、腹と手のひらの接触の感じを味わう。
特に左手は接触の感じを強く感じる。

左手は太陽の気が体内に入ってくるので、強く感じるとよい。
チベット・ヨーガの特徴は気が腹に直接入るので、気力マンマンになる。
十分から二十分すると良い。
手のひらの感覚を味わうので集中が安易である。
効果は大変に高い。
昔から手当てと言い、手を当てたところの部分は治療される。
すべての内臓は健全になる。

精神的健康法

主体のお経

前述しているが、
ガティガティ、パラソウガティ、パラソサムガティ、ボジソワカ、ハンニャシンギョウ
この文言を唱えると、如何なる現象が起こるかと言うと、丹田に力が入る。
続けると、下腹にも、力が入ってくる。
最後は血液が全身に流れるので、丹田がドキドキと脈打つ。
この事実は気が入った証拠なのである。
この業を続けると仏が貴方を助けるのだ。
このお経を唱えると、能力が三割上がるのだ。

呼吸

陰陽

呼吸も変化する。
呼吸は陰陽虚実に分かれている。
左鼻からする呼吸は陰である。
右鼻からする呼吸は陽である。
左鼻からの呼吸は体を冷やし、右鼻からの呼吸は体を温める。

陰陽と性格

右鼻からの呼吸は、強い性格になり、左鼻からの呼吸は、弱い性格になる。

虚実

吐く息と吸う息の力と長短である。
この呼吸は、性格を形作り、欲望と無気力をあらわす。
吐く息は陽の実で、吸う息の強い人は陰の虚で性格は弱くなり、欲望は強くなる。

中庸の呼吸

吐く息、吸う息は両方の鼻から吸ったり、吐いたり。
吸う息も、吐く息も少なくする。
静かになり、吐いているか、吐いていないか、分からないくらいにする。
この瞬間に直感が生まれる。
正確な判断、慈悲の心、正道である。

四十分、毎日やっていると、真の正論を習得することが出来るのだ。
唱えている間に、それぞれ両方の鼻の感じが分かる。
この時の直感は正論で、そのあと無心になっても、記憶に残る。

チベット・ヨーガなど、座禅をする前に、自分が何を考えているか、頭の中を見るとよい。

貴君が会得すると、間違いなく幸福になる。

ガテイガテイ、パラソウガテイ、パラソサムガテイ、ボジソワカ、ハンニャシンギョウ

口癖にせよ。潜在意識のなかに入る。

お釈迦さまは般若心経の前文で、このお経を唱えていると、般若心経の全文を読む必要はない、前文を唱えるだけで、三代の子孫が幸福になると説いている。

私はこのお経を唱えることで、株で大儲けし、健康になり、幸福にもなった。

チベット・ヨーガを実習して、お経を唱えることが、最高の修行である。

最高の健康法は、朝にチベット・ヨーガを二十分行い、朝と昼の二食にする。

無農薬の玄米・七分搗を食し、足の体操を朝夕二回行い、宿便を溜めないようにする。

小生はビワ丸を四錠飲む。

ガンの人は十錠飲むとよい、ビワ丸を飲むと便が取れる。

「宿便を取るクスリ びわ丸」は十津川農場で買える。

できるだけ土の道を歩き、自然を吸収する。
昔、武士が歩いていた、ナンパ歩き、右手と右足を同時に出す。
両手をモモに当てて歩いても良い。
後ろで手を組んでも良いのだ。

小生の健康法と日常生活

以上は小生の実体験である。

故に間違いない。

老眼が少しあるが、次第に治ってきている。

ここまで読んでこられたなら、ご理解いただけたであろうが、農薬と白米は絶対に禁止。

全体食をするだけで、健康を求めるだけなら充分である。

もし貴君が病気なら、本書の内容を即実行すると間違いなく天寿を迎える。

健康で天寿を迎えることができる。

すなわち百二十五才以上である。

小生は九十才であるが、気力マンマンである。

合掌

足から気を取り込む **気力足体操**

左足から気を通す

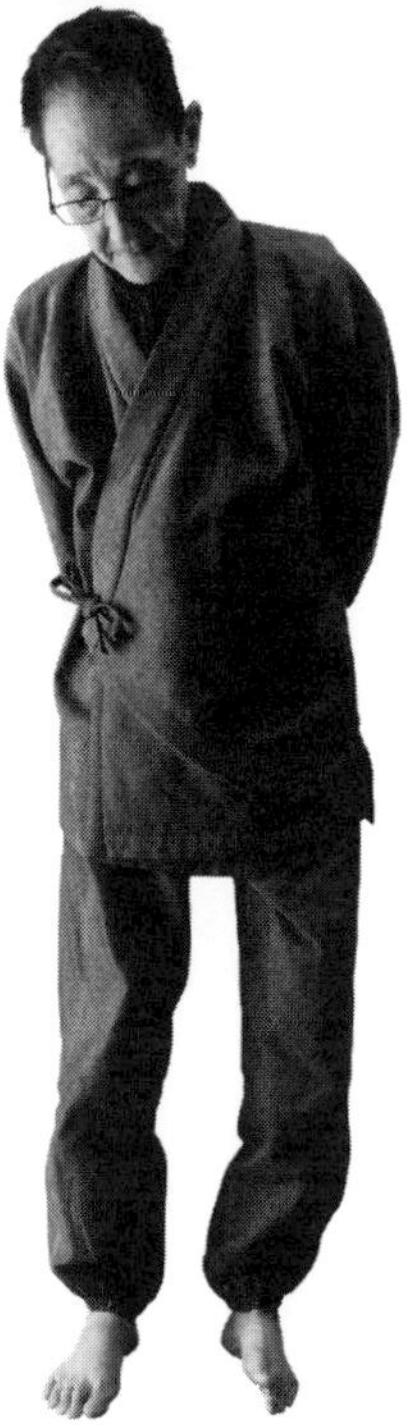

正面

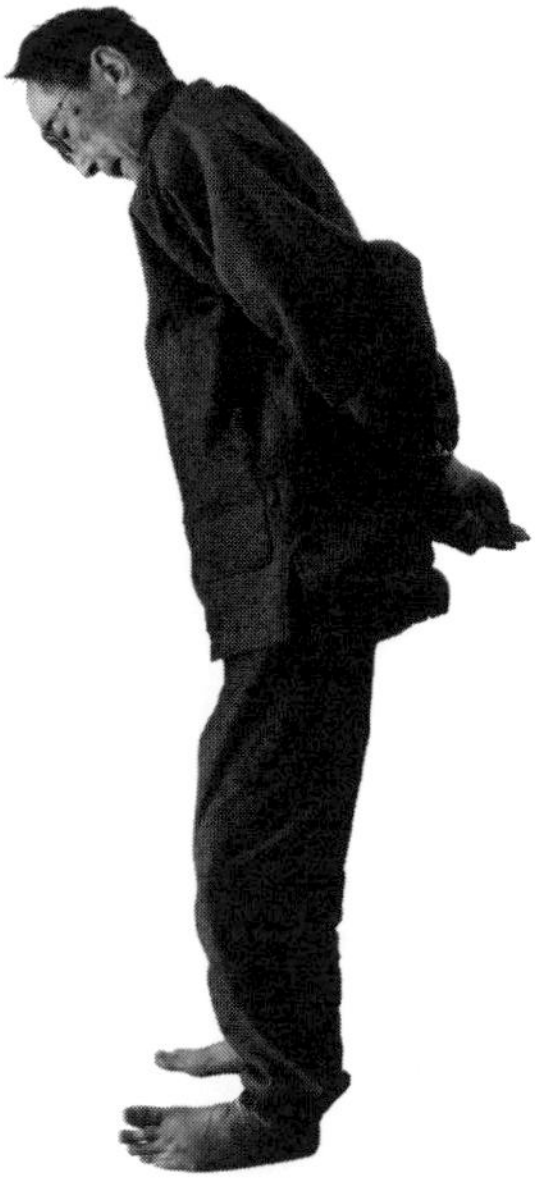

横

　左足の左側面を床につけ、右側面をあげる。次に右側面を床につけ、左側面をあげる。これを１日に2、３回行うと全身に気が通る。

気を充満させる

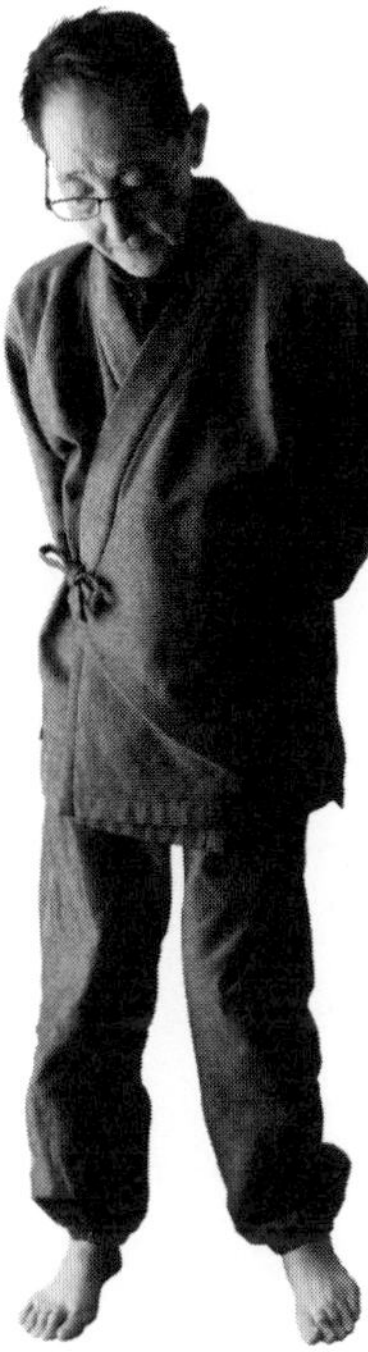

正面

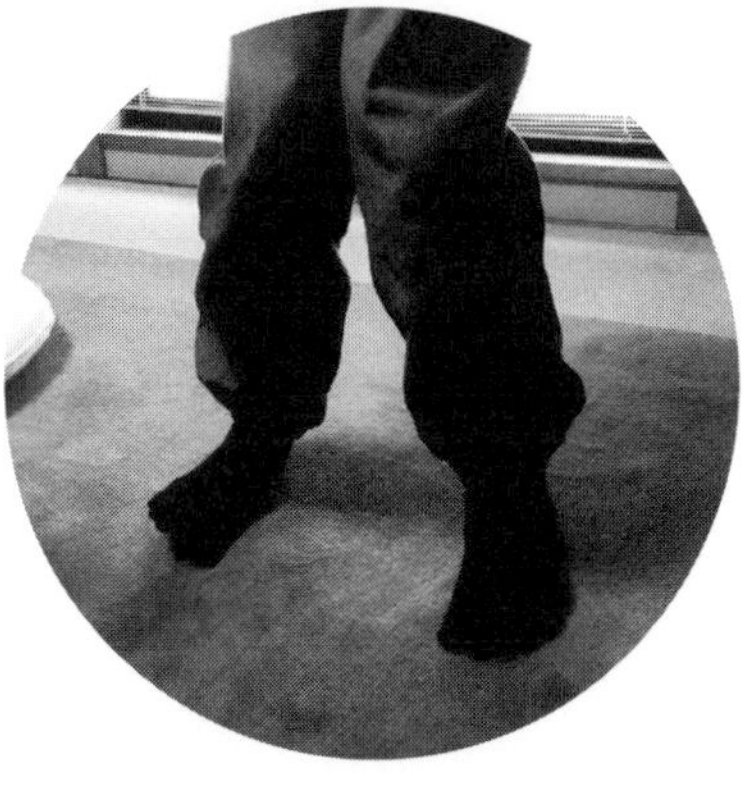

足の体操の中の足の外側を立てる様にして、内側を畳に押しつける。
左・右と二回する。その後両方同時にする。内筋肉の強化である。

食欲を正常にする

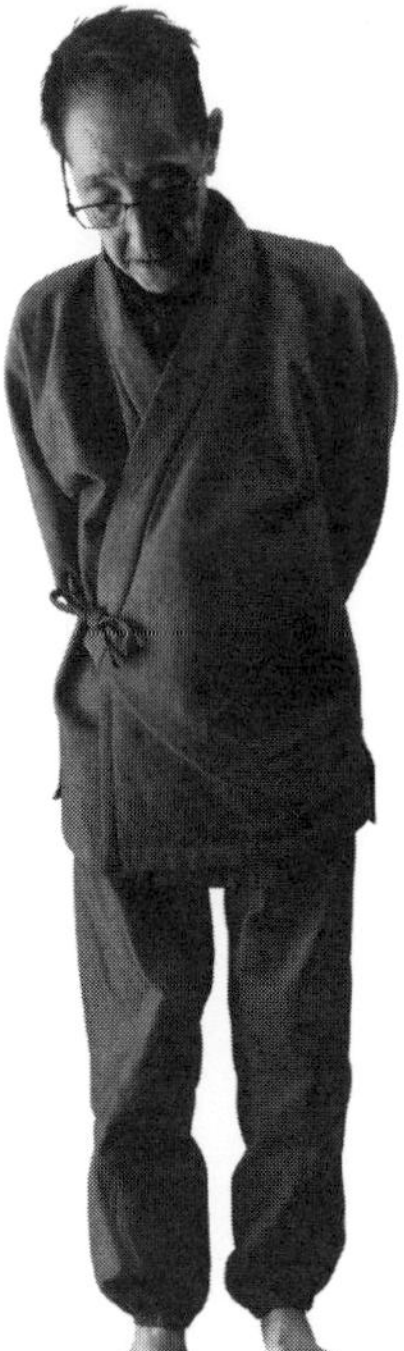

正面

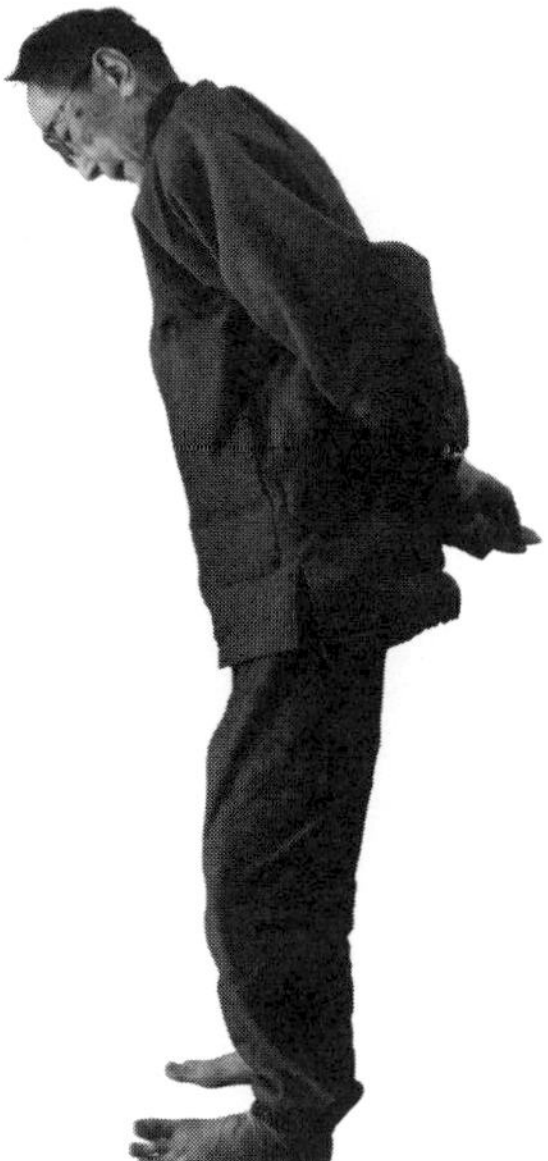

横

左足のカカトを畳に付けて、爪先を上げる。この足の体操は、アキレス腱を延ばすので、胃と関連があり、胃が縮小する 。食前にすると食欲が減退し、正常な食欲になる。又、肝臓病にも効果がある。胃はアキレス腱に関連があり、アキレス腱を延ばすと胃は縮小する。胃が拡大している人は、かかとに重心がかかっている。

腰痛に効く

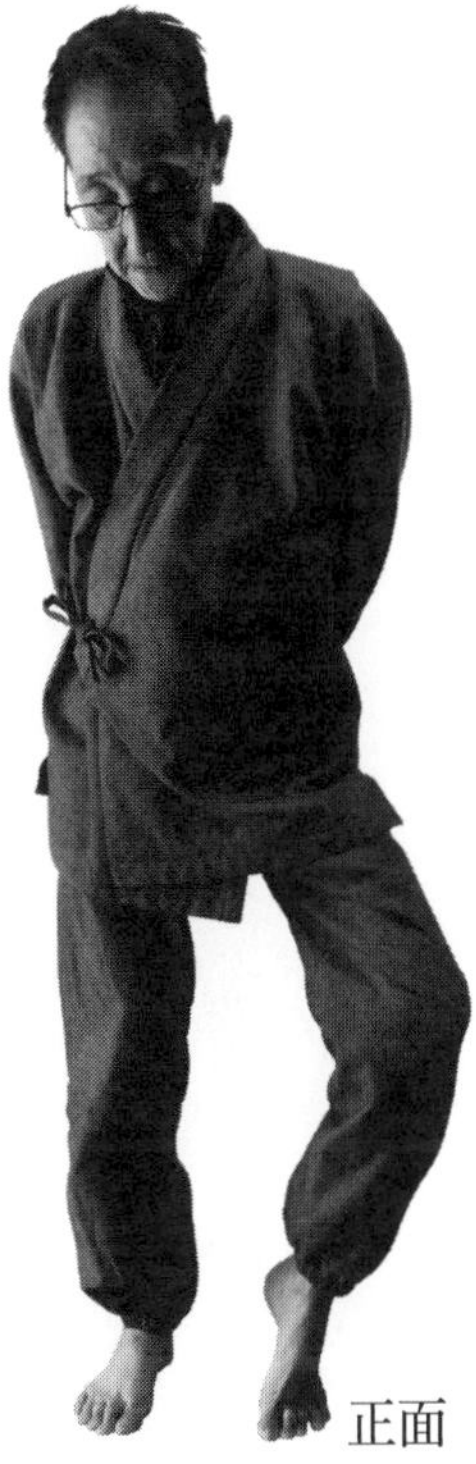

正面

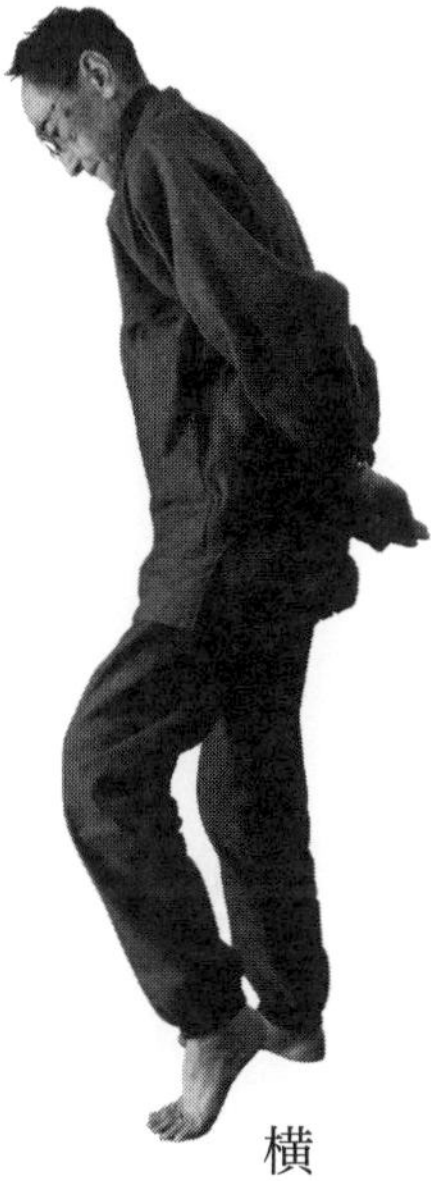

横

左爪先を押しつけた後で、膝を内に回すと、腰痛は瞬時に治る。骨盤が正常になり気が通るからである。この時に必ず、腰を写真の様に後ろに引くことである。

著者 / かめいじょーじ
(本名　亀井襄治)

昭和４年、京都生まれ。同志社大学経済学部卒業。30 歳より健康法の研究を始め、ヨーガ禅道友会教師などを務める。60 歳より 15 年間、元向嶽寺管長梅城老師に師事。「気」の効果を実証。やせる散歩法などで多数のマスコミに紹介される。90 歳になる現在も月刊「研人」で健康法について連載中。『仏陀が教えた不病長寿の道』など著書多数。

健康長寿は「気力」がつくる

発行　二〇一九年四月五日　初版第1刷

著　者　かめいじょーじ

発行人　伊藤　太文

発行元　株式会社　叢 文 社
〒112―0014
東京都文京区関口一―四七―一二江戸川橋ビル
電　話　〇三（三五一三）五二八五
ＦＡＸ　〇三（三五一三）五二八六

印　刷　モリモト印刷

定価はカバーに表示してあります。
乱丁・落丁についてはお取り替えいたします。

ISBN978-4-7947-0796-3

同時発売

亀仙流《きせんりゅう》気力養生訓

かめいじょーじ

多くの人が考える「肉体の衰え＝老化、死」。実は「気力の衰え＝老化、死」なのです。

健康長寿の礎は、精神＝気力の健全化と理想の食事です。

理想の食事をしていると大便のあとトイレットペーパーに便がつきません。

体質や肉体の根本的な改善を行う心構えを伝授します。

四六判　本体1000円（税別）